LOW CARB

Una Guida Per I Principianti Per Un Fisico Perfetto E Mente

Svelta

(Come Perde Peso Con Una Dieta A Basso Contenuto Di

Carboidrati)

Vito Davide

Traduzione di Daniel Heath

© **Vito Davide**

Todos os direitos reservados

Low Carb: Una Guida Per I Principianti Per Un Fisico Perfetto E Mente Svelta (Come Perde Peso Con Una Dieta A Basso Contenuto Di Carboidrati)

ISBN 978-1-989808-97-9

TERMINI E CONDIZIONI

Nessuna parte di questo libro può essere trasmessa o riprodotta in alcuna forma, inclusa la forma elettronica, la stampa, le fotocopie, la scansione, la registrazione o meccanicamente senza il previo consenso scritto dell'autore. Tutte le informazioni, le idee e le linee guida sono solo a scopo educativo. Anche se l'autore ha cercato di garantire la massima accuratezza dei contenuti, tutti i lettori sono avvisati di seguire le istruzioni a proprio rischio. L'autore di questo libro non potrà essere ritenuto responsabile di eventuali danni accidentali, personali o commerciali causati da un'errata rappresentazione delle informazioni. I lettori sono incoraggiati a cercare l'aiuto di un professionista, quando necessario.

INDICE

Parte 1 1

Introduzione 2

Cos'è Una Dieta Low Carb O Abasso Contenuto Di
Carboidrati? 3

Ricette Low Carb Semplici E Facili Da Seguire 31

Altri Consigli Essenziali Sulla Perdita Di Peso Low Carb 50

Conclusione 54

Parte 2 55

Non Lasciare Che I Dolcificanti Distruggano La Tua Dieta!. 56

1) Il Corpo Tende A Immagazzinarli 56

2) Danneggiano Il Meccanismo Brucia Grassi 57

3) Spingono A Mangiare Di Più 58

Non Siete Ancora Convinti? Date Un'occhiata A Questi
Studi! 59

Non Rovinare La Tua Dieta! 60

Trucchi E Consigli.. 62

1) Fudge Al Cioccolato Con Latticello 67

2) Crêpes 70

3) Gelato Alla Mandorla 73

4) Waffle Girasole.. 78

5) Banana Bread Alle Mandorle 81

6) Frullato Di Frutti Rossi... 85

7) Cookies Croccanti Giganti Alla Zucca 89

8) Cookies Proteici Al Burro Di Arachidi 93

9) Cookies "Del Cioccodipendente" 96

10) Palline Proteiche Al Cioccolato E Burro Di Arachidi (Senza Cottura!) 101

11) Barrette Al Cacao (Senza Cottura!) 104

12) Pasta Frolla Alle Mandorle 108

13) Cheesecake 111

14) Torta Confrutti Di Bosco E Cannella 114

15) Torta Cremosa Al Limone 118

16) Torta Di Zucca 122

17) Muffin "Sbriciolosi" Alla Noce Moscata. 126

18) Muffin Alla Cannella 130

19) Torta A Strati Con Frutti Rossi 133

20) Torta Al Cioccolato E Frutti Rossi 136

21) Torta Cacao E Albicocche 143

22) Torta Di Carote 147

CAMBIATE LA VOSTRA MENTALITÀ SENZA PROBLEMI: USATE I DOLCI COME STRUMENTO PER UNA DIETA DI SUCCESSO E PER CAMBIARE RADICALMENTE LA VOSTRA VITA. 150

CONSIGLIO N° 1: FATE DEI DOLCI UNA RICOMPENSA PER NUOVE ABITUDINI ACQUISITE. 152

1. Scegliete Un'abitudine 154

2. Visualizzate (Letteralmente!) Il Vostro Obiettivo 155

3. Datevi Una Scadenza 156

4. Segnate I Progressi 157

5. Vinci! 158

6. Estendi Il Processo 159

Consiglio N° 2: Programmate Il Vostro Consumo Di Dolci 161

Consiglio N° 3: Preparatevi Ad Assaporare 163

Consiglio N° 4: Fai Del Consumo Di Dolci Un Rituale 165

Rituali Privati 166

Rituali Sociali 169

Consiglio N° 5: Abituatevi Alla Gratitudine 171

Come Lavora Il Tuo Cervello 172

Il Potere Della Gratitudine 174

Parte 1

Introduzione

Grazie per aver scaricato il libro.

Questo libro presentafasi e strategie valide su come adottare in maniera efficace la giusta dieta low carb o a basso contenuto di carboidratiin base al proprio stile di vita e ai problemi di peso.Ideale per capire tutto quello che bisogna sapere su questo tipo di dieta. Inoltre, contiene un capitolo dedicato alle ricette facili da preparare. Questo eBook offre consigli, guide e modalità su come dimagrire e mantenere la propria forma ideale.

Buona lettura!

Cos'è una dieta low carb o abasso contenuto di carboidrati?

Cosa si intende per dieta a basso contenuto di carboidrati, detta anche dieta low carb, ma soprattutto, è il modo giusto per perdere peso? Questo tipo di dieta presenta molte varianti, tutte basate sull'assunzione di alimenti ricchi di grassi e proteine, ma poveri di carboidrati. Sebbene questo tipo di dieta sia utilizzata principalmente per dimagrire, garantisce anche molti altri benefici per la salute.

Una dieta a basso contenuto di carboidrati è adatta per chi vuole cambiare le proprie abitudini alimentari e perdere peso. Prima di seguire questo tipo di regime o qualsiasi altro piano alimentare bisogna rivolgersi al proprio medico, soprattutto se si stanno seguendo delle cure o assumendo dei farmaci.

Il carboidrato è un macronutriente che fornisce calorie e può essere ottenuto da molti cibi o bevande. Molti tipi di carboidrati sono presenti negli alimenti vegetali, inclusi i cereali. I carboidrati complessi, o raffinati, si trovano nei legumi e nei cibi integrali, mentre i carboidrati semplici sono presenti nella frutta e nel latte. I carboidrati semplici o complessi vegono aggiunti dalle industrie alimentari al cibo confezionato, come nel caso delle caramelle, dolci, bibite gassate, pasta e pane bianco.

I carboidrati vengono utilizzati dall'organismo come principale fonte di energia. Durante il processo di digestione, gli amidi e gli zuccheri provenienti dal cibo ingerito vengono suddivisi in zuccheri semplici e traformati in glucosio per poi essere distribuiti nel flusso sanguigno. I carboidrati complessi, al contrario, resistono alla digestione e,oltre a fornire energia, svolgono un altro compito all'interno dell'organismo.

Quando la glicemia aumenta, il corpo rilascia automaticamente insulina, la quale facilita l'assorbimento di glucosio, processo che avviene per mezzo delle cellule. La maggior parte del glucosio fornisce energia per lo svolgimento di ogni tipo di attività, che si tratti di un allenamento pesante o dell'attività più semplice in assoluto, ossia respirare. Il glucosio in eccesso si propaga nei muscoli, nelle cellule e nel fegato, dove viene conservato per il successivo utilizzo o trasformato in grasso.

Quindi, come si riesce a perdere peso con una dieta low carb? Con una quantità limitata di carboidrati che l'organismo riceve si avrà anche un livello più basso di insulina. In assenza di una sufficiente fonte energetica, il proprio corpo brucerà il grasso depositato per prendere l'energia necessaria, e ciò porterà al dimagrimento.

Cosa mangiare?

Quando si segue una dieta low carb i cibi da assumere dipendono da una serie di fattori, comela propria salute generale, i kili da perdere, e il tipo di attività fisica che si è soliti svolgere.

Ecco delle semplici linee guida da seguire con questo tipo di dieta:

Cosa mangiare: frutta, verdura, semi, grassi, uova, pesce, alcuni tipi di tuberi, carne, cereali senza glutine, oli sani e latticini ad alto contenuto di grassi.

Cosa evitare: prodotti industriali altamente lavorati a basso contenuto di grassi, grano, zucchero, grassi trans e olio di semi.

Prima di parlare ulteriormente dei cibi da includere nel proprio piano alimentare quotidiano, ecco i sette cibi da evitare:

1. Zucchero. Non ingerire quantità spropositate di zucchero, pertanto è bene limitare l'assunzione dei seguenti alimenti: gelato, bibite, succhi di frutta, pasticcini, caramelle e così via.

2. Cereali senza glutine. Evitare di mangiare cereali, come farro, segale, grano, orzo, e anche pasta e pane.

3. Grassi trans. Questi grassi includono oli idrogenati o semi idrogenati.

4. Oli vegetali e oli di semi ad alto contenuto di Omega 6. Meglio starne alla larga. Lo stesso vale per l'olio di girasole, di cotone, di mais, di cartamo, di canola, di semi d'uva e di semi di soia.

5. Dolcificanti artificiali. Se propro non si riesce a farne a meno, scegliere la Stevia, ed evitare ciclamato, saccarina, acesulfame potassico, sucralosio e aspartame.

6. Prodotti dietetci a basso contenuto di grassi. Crackers, molti tipi di latticini, cereali, e così via.

7. Cibi altamente raffinati. Se si vuole veramente seguire questa dieta, è importante iniziare a leggere fin da subito le etichette dei prodotti e soffermarsi attentamente sugli ingredienti, ciò vale anche per quei prodotti etichettati come alimenti sani.

Cibi poveri di carboidrati

Ecco alcuni esempi di cibi non processati a basso contenuto di carboidrati:

· Verdure. Le migliori sono: broccoli, carote, cavolfiori e spinaci.

· Pesce. Prediligere quelli pescati allo stato selvatico. I migliori tipi di pesci per questa dieta sono: trota, eglefino e salmone.

· Grassi e oli: lardo, olio di fegato di merluzzo, burro, olio d'oliva e olio di cocco.

- Frutta secca e semi. In particolare: noci, mandorle e semi di girasole.
- Uova ottenute da allevamento all'aperto o ricche di Omega-3.
- Frutta. Le migliori opzioni includono: fragole, arance, mirtilli, pere e mele.
- Latticini ad alto contenuto di grassi, quali: yogurt, formaggio, panna e burro.
- Carne. Scegliere animali *allevati* al pascolo e/o *ad erba, per esempio:* agnello, pollo, maiale e manzo.

Se si deve perdere molto peso, bisogna limitare il consumo di frutta secca e formaggio. Inoltre, non si dovrebbe eccedere nell'assumere frutta, ma ciò dipende anche dal tipo di dieta low carb che si sta seguendo.

Per coloro che non necessitano di perdere molto peso, che godono di un ottimo stato di salute e che praticano varie attività fisiche, possono includere nella propria dieta anche:

- Cereali senza glutine: quinoa, riso e avena.
- Tuberi: patate e patate dolci.
- Legumi: fagioli neri, fagioli pinto e lenticchie.

È possibile assumere con moderazione anche i seguenti cibi:

- Vino. Scegliere quelli secchi senza carboidrati e senza zuccheri aggiunti.
- Cioccolato fondente. Prediligere i tipi biologici con una percentuali di cacao pari a 70% o maggiore.

Esempi di ciò che è possibile concedersi a un rinfresco:

- Tè
- Bibite gassate prive di dolcificanti artificiali.
- Caffè
- Acqua

È possibile compensare l'assunzione di una determinata quantità di frutta al giorno tramite l'aggiunta di molte verdure nella propria dieta, soprattutto per coloro che intendono assumere meno di 50 grammi di carboidrati al giorno.

Tipi di diete low carb o a basso contenuto di carboidrati

Ci sono vari tipi di diete low carb, o povere di carboidrati, che esistono da molti anni. La maggior parte di queste diete ha avuto successo grazie ad alcune persone che ne hanno garantito l'efficacia. Alcuni regimi alimentari hanno scatenato opinioni contrastanti, ma la maggior parte sta ottenendo un riconoscimento tradizionale. Ciò è dettato dal ruolo efficace che la dieta ha in merito al dimagrimento, così come sugli effetti positividella salute.

È importante tenere conto che le diete low carb non sono tutte uguali. Per riuscire a capire quale piano alimentare fa al proprio caso, qui di seguito vengono presentati gli 8 tipi di diete più popolari:

1. Tipologia standard

La definizione di questo tipo di dieta non è ben definita. Viene presentata con diversi nomi, come dieta con carboidrati limitati, dieta low carb o a basso contenuto di carboidrati, o ancora dieta povera di carboidrati. Si basa in genere sul consumo dei seguenti alimenti: frutta secca, verdure, grassi sani, pesce, carne, semi e frutta. Prevede un'assunzione abbastanza limitata di: patate, bevande zuccherate, cereali e cibo spazzatura con un alto contenuto di zuccheri. L'apporto di carboidrati dipenderà dalla quantità di peso che si intende perdere e da altri fattori. Le successive linee guida posso essere d'aiuto nel delineare i propri piani inerenti a questo tipo di regime alimentare.

· Meno di 50 grammi di carboidrati al giorno. Ciò contribuirà a far perdere peso velocemente. Il segreto è mangiare frutta a basso indice glicemico, come frutti di bosco e verdure in abbondanza.

· Tra 50 e 100 grammi di carboidrati al giorno. È considerata una giusta dose per coloro che intendono mantenere il proprio peso o dimagrire in maniera costante.

· Tra 100 e 150 grammi di carboidrati al giorno. Tale opzione è preferibile per chi svolge attività fisica ad alta intensità. Ciò permetterà di mantenere il peso ideale. È possibile mangiare vari tipi di frutta e alcuni alimenti amidacei, come patate normali e patate dolci.

2. Dieta chetogenica

Questa dieta prevede un alto apporto di grassi e pochi carboidrati. È chiamata anche dieta keto. Ciò che verrà ingerito aiuterà l'organismo a raggiungere lo stato metabolico chiamato chetosi. Tale tipo di dieta veniva inizialmente usata come trattamento per curare l'epilessia refrattaria nei bambini. Secondo alcuni studi, questo piano alimentare viene considerato benefico per determinate condizioni di salute neurologiche e metaboliche. Attualmente è una delle diete più popolari per quanto riguarda il dimagrimento, efficace per sopprimere l'appettito, e tutt'ora seguita da atleti e culturisti.

La dieta chetogenica richiede una sufficiente assunzione di proteine, pochi carboidrati, e un alto apporto di grassi, in maniera tale da costringere l'organismo a bruciare grassi invece che carboidrati per ricavarne energia. Con una quantità insufficiente di glucosio, il fegato trasformerà automaticamente il grasso in acidi grassi e corpi chetonici. Quando il livello dei corpi chetonici all'interno del sangue aumenta, l'organismo entrerà in uno stato di chetosi. È questo che aiuta a ridurre le crisi epilettiche.

I copri chetonici o chetoni sono molecole idrosolubili. Sono in grado di fornire l'energia richiesta dal cervello passando per la barriera ematoencefalica. È importante notare che il cervello necessita ancora di una piccola quantità di glucosio, il quale viene prodotto dal sistema attraverso il processo chiamato gluconeogenesi.

Esistono vari tipi di diete chetogeniche. Alcune presentano regole ferree in merito al consumo di proteine in quanto un'eccessiva presenza di questo macronutriente all'interno dell'organismo può portare a una riduzione della quantità di corpi chetonici prodotti. Questo tipo di regime alimentare richiede un alto apporto di grassi e proteine, e in media, un'assunzione dicarboidrati inferiore ai 50 grammi al giorno, quindi dai 20 ai 30 grammi circa. La forma più convenzionale è la dieta chetogenica standard (Standard

Ketogenic Diet). Ne esistono anche altre che prevedono una maggiore assunzione di carboidrati rispetto a quella standard, come per esempio:

La dieta chetogenica ciclica (Cyclical Ketogenic Diet), la quale prevede per uno o due giorni a settimana una ricca assunzione di carboidrati.

La dieta chetogenica mirata (Targeted Ketogenic Diet), in cui vengono aggiunte piccole quantità di carboidrati da assumere nei giorni in cui si pratica attività fisica ad alta intensità.

3. Dieta Atkins

È probabilmente la dieta a basso contenuto di carboidrati più comune che esiste al momento. Prevede una riduzione dell'apporto di carboidrati e al tempo stesso un consumo illimitato di grassi e proteine. Se si segue questo regime alimentare, è necessario sottoporsi alle seguenti fasi:

· Preparazione. Questa prima fase durerà per un periodo di 2 settimane in cui l'assunzione di carboidrati deve restare al di sotto dei 20 grammi al giorno.

· Compensazione. Successivamente verranno aggiunti altri cibi in maniera graduale, come frutta, noci e verdure nel piano alimentare quotidiano.

· Ottimizzazione. Monitorare

attentamente il proprio peso. Quando si è vicini alla condizione ideale, è bene assumere più carboidrati in modo tale da rallentare il processo di perdita di peso.

· Mantenimento. In questa fase è importante ascoltare il proprio corpo ed essere liberi di mangiare la quantità di carboidrati desiderata purchè l'organismo reagisca in maniera positiva, edavere la certezza di non riprendere il peso perso in precedenza.

Questa dieta esiste da più di quarant'anni, e nel corso del tempo, sempre più persone ne stanno traendo beneficio. Secondo alcuni studi risulta essere anche sicura ed efficace.

4. Dieta Eco-Atkins

È la versione vegana della comune dieta Atkins. Prevede l'assunzione di cibi e ingredienti che derivano dalle piante. Questi ingredienti sono ad alto contenuto di grassi e proteine, come: frutta secca, glutine, oli vegetali e soia. La proporzione ideale del propriopiano alimentare quotidiano corrisponde alle seguenti percentuali: 45% di grassi, 30% di proteine e 25% di carboidrati. È probabile che questa dieta contenga più grassi rispetto alla normale dieta Atkins, ma è conosciuta appositamente per il dimagrimento e risulta essere valida anche per trattare alcuni problemi di salute, come le malattie cardiache.

5. Dieta Paleo

Questo tipo di dieta è tra le più seguite e popolari in tutto il mondo. Gli alimenti da assumere sono gli stessi che esistevano nel paleolitico, da qui il nome Paleo. Per i sostenitori di questa dieta, si afferma che mangiare tali cibi è una parte importante del processo di evoluzione dell'uomo e riprendere tale pratica può portare molti benefici per la salute. Oltre al dimagrimento, è ottimale nel trattare problemi cardiaci e nel ridurrela glicemia nel sistema.

Tale regime prevede l'assunzione dei seguenti alimenti: uova, pesce, turberi, semi, frutti di mare, frutta secca, frutta, carne e verdure. Una dieta ferrea vieta l'introduzione di: latticini, cibi processati, legumi, cereali e zuccheri aggiunti.

Potrebbe non risultare una dieta a basso contenuto di carbidrati a parole, ma a fatti lo è senza dubbio.

6. Dieta a basso contenuto di carboidrati e ricca di grassi (Low Carb High Fat)

In questa dieta l'attenzione è posta principalmente su: uova, latticini, carne, crostacei, pesce, frutti di bosco, grassi sani, verdura e frutta secca. L'apporto ideale di carboidrati varia da meno di 100 grammi a meno di 20 grammi al giorno. Tale regime alimentare era inizialmente diventato popolare in Svezia e nei paesi nordici, ma oggigiorno ha ottenuto sempre più seguaci da tutti i paesi del mondo. Si prediligono maggiormente cibi non processati e integrali, con un apporto standard di carboidrati.

7. Dieta Mediterranea low carb

Amata soprattutto dai medici. Gli alimenti inclusi in questo piano alimentare sono quelli che vengono consumati nei paesi mediterranei all'inizio del ventesimo secolo. È simile alla dieta mediterranea base, ma tale tipologia limita l'assunzione di cibi ricchi di carboidrati, come il grano integrale. Oltre a far dimagrire, presenta altri benefici per la salute, tra cui prevenire il cancro al seno, il diabete di tipo 2 e malattie cardiache. A differenza delle normali diete low carb, tale tipologiasottolinea l'importanza del consumo di olio extravergine d'oliva invece che altri grassi, pesce e carne rossa.

8. Dieta priva di carboidrati

Questa dieta include prodotti alimentari che derivano dal regno animale, come: uova, carne, pesce e grassi animali, tra cui lardo e burro. È possibile condire i piatti con spezie e sale.

Ci sono persone che preferiscono questo regime, ma non sono stati ancora effettuati degli studi in grado di garantire la sua sicurezza. Può funzionare per alcuni, ma è importante notare che se si evita di assumere carboidrati, si verificherà un'insufficienza dei nutrienti vitali all'interno dell'organismo, come fibre e vitamina C.

Come scegliere il giusto tipo di dieta a basso contenuto di carboidrati?

È importante tenere a mente che gli effetti della dieta non sono gli stessi per tutti. Bisogna scegliere il tipo di dieta più adatto al proprio stile di vita e in relazione agli obiettivi che si intendono raggiungere, ascoltando il parere del medico di base riguardo il proprio stato di salute generale. Inoltre, bisognerebbe scegliere il tipo di dieta low carb da introdurre nel proprio stile di vita per ottenere risultati positivi.

Ricette low carb semplici e facili da seguire

Ecco alcune ricette a basso contenuto di carboidrati da poter aggiungere al proprio menù. Sono semplici da fare e la maggior parte degli ingredienti è facilmente reperibile.

Ricetta #1: Morsi al gusto di uova e salsiccia

I seguenti ingredienti sono calcolati per la preparazione di 6 porzioni piccole o 4 porzioni grandi: un piccolo fascio di verdure (è possibile utilizzare spinaci, bietole, barbabietole o verza), 10 uova, 2 ciotole di salsicce crude fatte a pezzi, e un mazzetto di prezzemolo (in alternativa sostituirlo con un altro tipo di erba a scelta).

Tagliare le verdure a strisce sottili e farle saltare in padella (già riscaldata) con olio o burro a fuoco medio. Aggiungere le salsicce, continuare a cuocere e assicurarsi che la carne sia ben cotta. Togliere dal fuoco. Trasferire il tutto in un contenitore, aggiungere prezzemolo, uova e sbattere con la frusta. Versare il contenuto in una teglia cosparsa d'olio, accendere il forno e riscaldarlo, poi infornare a 375 gradi. Fatto ciò, lasciar raffreddare il tutto e tagliare a cubetti.

Ricetta #2: Verdure e uovafritte

Gli ingrdienti necessari per realizzare questo piatto sono un mix di verdure, spinaci, spezie a scelta e olio di cocco.

Per prima cosa, versare l'olio in una padella e riscaldare a fuoco medio. Mettere le verdure scongelate in padella e friggere il tutto. Sbattere 3 o 4 uova all'interno del composto, insaporire con le spezie e continuare a cuocere. Aggiungere gli spinaci, mescolare e raggiungere il punto di cottura. Togliere dal fuoco e servire il piatto caldo.

Ricetta #3: Waffles piccanti al formaggio

Per preparare 6 waffles, serve un bicchiere pieno di cavolfiore crudo (mettere la verdura in un frullatore e frullare fino adottenere delle briciole grandi), 2 uova, mezzo cucchiaino di pepe, un cucchiaio di erba cipollina, un cucchiaino di cipolla in polvere e uno di aglio in polvere, una tazza di mozzarella (sminuzzarla prima di inserirla nel frullatore) e 1/3 tazza di Parmigiano grattugiato. In alternativa è possibile aggiungere pomodori secchi e prezzemolo fresco.

Mettere tutti gli ingredienti in un recipiente e mescolare bene. Accendere la piastra per waffles e farla riscaldare, versare il composto al suo interno e cuocere ogni porzione per 4-6 minuti. Lasciar raffreddare gli waffles prima di servirli. È possibile congelare la restante parte del composto per un successivo utilizzo.

Ricetta #4: Bacon e uova: l'accoppiata vincente a colazione

Sebbene il bacon sia carne processata, di tanto in tanto è possibile introdurlo nella propria alimentazione in quanto contiene pochi carboidrati. Quindi, friggere il bacon in una padella e trasferirlo poi in un piatto. Friggere le uova utilizzando l'olio in eccesso con il grasso del bacon, insaporire con spezie (facoltativo), come cipolla in polvere, aglio in polver e sale marino. E la colazione è pronta in pochi minuti.

Ricetta #5:Insalatona sana di mango e avocado con pollo alla griglia

Per preparare 2 porzioni di questa insalata, servono 340 grammi di petto di pollo grigliato fatto a fettine, una tazza di mango e una di avocadoentrambi tagliatia cubetti, 6 vaschette di lattuga romana rossa e 2 cucchiai di cipolla rossa a fette.

Come condimento usare la vinaigrette, una miscela composta da un cucchiaio di aceto balsamico bianco, un cucchiaio di olio d'oliva, sale e pepe.

Come prima cosa, fare la vinaigrette miscelando gli ingredienti sopraelencati. Mettere a riposo il compostoe preparare l'insalata. Mettere in una ciotola mango, avocado, cipolla rossa e pollo, rigirare e mescolare il tutto per far sì che il condimento risulti omogeneo. Mettere l'insalatona in un piatto, terminare la preparazione con una spruzzata di condimento e servire. Buon appetito!

Ricetta #6: Polpette svedesi

La quantità dei seguenti ingredienti è cacolata per la preparazione di 22 polpette: 500 grammi di carne macinata (magra al 93%), 1 uovo, un cucchiaino di olio d'oliva, 1 gambo di sedano fatto a pezzetti, 1 cipolla tagliata, 1/4 tazzina di prezzemolo tritato, 1 spicchio d'aglio sminuzzato, 2 vaschette di carne di manzo a basso contenuto di sodio, 1/4 tazza di briciole di pane condite, mezzo cucchiaino di pimento, 60 grammi di philadelphia light, sale e pepe. Versare aglio e cipolla in una padella cosparsa di olio, già riscaldata in precedenza, e far saltare a fuoco medio per 5 minuti. Aggiungere prezzemolo e sedano e cuocere per 4 minuti. Togliere dalla fiamma e far raffreddare.

Mettere in una ciotola manzo, briciole di pane, uovo, pimento, sale, pepe e il condimento di aglio e cipolle cotto in precedenza. Amalgamare bene il composto e creare delle polpette.

Trasferire la carne di manzo in una padella, cuocere a fuoco medio-alto e portare ad ebollizione. Successivamente abbassare la fiamma e mettere le polpette nel brodo. Coprire la padella e far cuocere per 20 minuti. Disporre le polpette in un vassoio e mettere momentaneamente da parte. Filtrare il brodo e metterlo nel frullatore, aggiungere la philandelphia e mixare fino ad ottenere una consistenza fluida ed omogenea. Trasferire il tutto in una padella e cuocere a fuoco basso fino a che il composto non si sia raddensato.Versarlo sopra le polpette e guarnire il piatto con del prezzemolo prima di servirle. Le polpette possono anche essere servite insieme alla pasta lunga, come le tagliatelle.

Ricetta #7: Salmone al forno

Per preparare 4 porzioni servono 500 grammi di salmone (scongelare il pesce se si utilizza quello surgelato), 4 cucchiai di burro ammorbidito, sale, pepe e aglio in polvere. Ricoprire la teglia da forno con carta stagnola e posizionare sopra il pesce. Condire con aglio in polvere, sale e pepe. Spalmare il burro su tutta la superficie del pesce. Accendere e far riscaldare il forno, successivamente infornare a 425 gradiper almeno 12 minuti o anche di più se il pesce è abbastanza spesso, in caso contrario ridurre i tempi di cottura.

Ricetta #8: Insalata di cavolo low carb

Gli ingredienti di seguito elencati sono calcolati per la preparazione di 6 porzioni: 500 grammi di cavolo a pezzetti, un cucchiaio di panna da montare (in alternativa usare latte di cocco non zuccherato), un cucchiaio di edulcorante, mezza tazza di maionese, un cucchiaio di aceto e 1/8 cucchiaino di pepe.

Mischiare bene tutti gli ingredienti in una ciotola, tranne il cavolo. Fatto ciò, mescolare il cavolo a pezzetti con il condimento. Mettere il tutto in un contenitore e coprire. Lasciar riposare in frigorifero tutta la notte per far sì che l'aroma si propaghi in maniera omogeanea. Servire il giorno dopo.

Ricetta #9: Insalata di cetrioli

Le quantità dei seguenti ingredienti sono calcolati per la preparazione di 4 porzioni: 1,5 cetrioli grandi, 1 o 2 cucchiaini di sale, 2 cucchiai di coriandolo fresco spezzettato, 4 cipollotti tagliati, un cucchiaino di scorza di limone, 1/4 tazza di succo di limone fresco, 1/2 tazza di olio extravergine d'oliva e pepe appena tritato.

Tagliare a fette sottili i cetrioli, metterli in uno scolino e salarli. Lasciarli scolare per un'ora. Sciacquare i cetrioli a fette e assicurarsi di aver eliminato tutto il sale. Appoggiarli nella carta da cucina per far assorbere l'umidità in eccesso.

Mettere il resto degli ingredienti in una ciotola, mescolare fino ad ottenere il condimento per l'insalata. Combinare i cetrioli a fettine con il condimento e servire. Per ottenere un'insalata più saporita, far riposare il composto in frigorifero tutta la notte e servire il giorno successivo.

Ricetta #10: Patatine al cavolo deliziose

È l'ideale da sgranocchiare durante uno spuntino o quando compare il senso di fame. Per preparare la propria porzione salutare di patatine sono necessari: 8 confezioni di verza (rimuovere i gambi e dividere in piccoli pezzi), sale e 2 cucchiai di olio di cocco extravergine (caldo e fuso). Lavare la verza e lasciarla asciugare. Metterla in una ciotola e aggiungere l'olio caldo. Coprire e agitare il tutto per far propagare l'olio in maniera omogeanea sulle foglie di cavolo. Disporre le foglie in una teglia e salarle. Accendere il forno e farlo riscaldare, poi infornare a 325 gradi per 20 minuti o fino a raggiungere la croccantezza desiderata e servire.

Come perdere peso con una dieta low carb
Secondo l'evidenza scientifica, una dieta a basso contenuto di carboidrati risulta essere efficace per la perdita di peso. Se ciò non sta funzionando, significa che si sta agendo in maniera sbagliata. Bisogna prendere atto del fatto che ci sono persone, le quali smettono di perdere peso ancor prima di raggiungere il proprio obiettivo.
Se con tale dieta non si stanno raggiungendo i risultati prefissati, ecco cosa si può fare per andare nella giusta direzione e soprattutto le ragioni principali

per cui non sta procedendo nella maniera corretta. Imparando dagli errori più comuni, è possibile capire come funziona questo regime alimentare e come contribuisce alla perdita di peso.

1. Errata riduzione della dose di carboidrati.

È di fondamentale importanza osservare il proprio corpo nel corso della dieta. Se si pensa di non riuscire più a dimagrire ancor prima di aver raggiunto il proprio obiettivo, si può aggiungere l'apporto di carboidrati che era stato eliminato in precedenza. Iniziare con meno di 50 grammi al giorno. Ciò è possibile eliminando frutta o consumando solamente una piccola porzione di bacche. Se non funziona limitarsi a meno di 20 grammi di carboidrati al giorno. Di conseguenza, la dietasarà composta solamente da grassi sani, verdure a foglia verde e proteine. Osservare attentamente come regisce il proprio corpo ai cambiamenti prima di tornare as assumere la normale dose giornaliera di carboidrati.

2. Dieta seguita in maniera prolungata ed eccessiva.

Il processo di riduzione dei carboidrati deve essere fatto in diversi cicli. Ciò si applica anche nel campo del body building, per i culturisti, le modelle o gli amanti del fitness. La maniera più sicura per fare ciò è continuare a seguire una dieta low carb per un paio di mesi, successivamente procedere al mantenimento del peso perso per altri 2 mesi e aumentare la massa muscolare. Durante il periodo di aumento della massa muscolare, comunemente chiamato "bulking", evitare di assumere cibo spazzatura perchè ciò non contribuirà al mantenimento del giusto peso.

3. Non rendersi conto che si sta perdendo peso e difficoltà nel vedere i cambiamenti.

Non si può misurare il successo della propria dieta salendo sulla bilancia tutti i giorni. Bisogna farlo periodicamente, ma non aspettarsi che il peso cali a dismisura. Il processo non è assolutamente lineare, e da quandol'andamento risulterà essere statico per un lungo periodo, allora si sarà sulla strada giusta.

Dimagrire non significa perdere grasso. Usare un metro per monitorare le misure delle parti del corpo in modo da determinare i progressi. Oppure farsi delle foto, se riguardandole ci si rende conto dei cambiamenti, allora la dieta sta procedendo bene anche se la bilancia dice il contrario.

4. Poche ore di sonno.
Le ore di sonno influiscono sul proprio peso corporeo e sulle questioni di salute generale. Quando non si dorme abbastanza, si tende a cercare cibo. Di conseguenza, si è più stanchi e meno motivati per essere fisicamente attivi. Non importa quanto ci si trattiene dal non mangiare, la dieta non funzionerà se non viene permesso al proprio corpo di dormire e risposare per un determinato

numero di ore. Ecco alcuni consigli per chi, invece, soffre di insonnia:

· Spegnere le luci e dormire nell'oscurità totale.

· Prendere delle abitudini prima di andare a letto, in modo da aiutare il corpo a rilassarsi, come la meditazione o la lettura.

· Evitare di fare qualsiasi tipo di attività fisica le ore prima di coricarsi.

· Evitare di bere alcolici e caffeina prima di andare a dormire.

5. Non permettere allo stress di avere la meglio.

Non si può evitare lo stress, soprattutto man mano che l'età avanza. Bisogna riuscire a trovare dei modi per gestirlo piuttosto che esserne influenzati per tutto il tempo. Quando si è costantemente stressati, il proprio organismo rilascia quantità eccessive di cortisolo, che è l'ormone dello stress. Ciò porta a delle consguenze, come il desiderio per il cibo spazzatura o il senso di fame per la maggior parte del tempo, le quali impediranno il raggiungimento del proprio obiettivo: perdere peso. È importante gestire lo stress imparando a trovare i giusti modi per combatterlo, come la meditazione, la respirazione o l'esercizio.

Altri consigli essenziali sulla perdita di peso low carb

Ecco alcuni consigli essenziali che vanno tenuti a mente e seguiti per ottenere la maggior parte dei benefici da questo tipo di dieta.

1. Mangiare quando si ha fame. Bisogna mantenere il metabolismo sempre attivo. Ogni qual volta che si presenta il senso di fame, significa che il metabolismo sta iniziando a rallentare per conservare energia, e sta aspettando del cibo per poter carburare. Se si ignora la fame, ci si sentirà stanchi e il proprio corpo farà difficoltà a perdere peso efficacemente.

2. Fare attività fisica. La dieta costituisce l'80% del dimagrimento, la restante parte

è attribuita all'esercizio. Di conseguenza bisogna fare sport regolarmente e concentrarsi sull'acquisizione della massa muscolare.

3. Questo regime alimentare prevede che venga calcolato il giusto apporto di carboidrati e non le calorie. L'obiettivo è gestire i livelli d'insulina consumando una bassa dose di carboidrati, equivalente a 20 grammi al giorno circa. Ciò farà aumentare il metabolismo e bruciare grasso. È questa la ragione per cui bisogna stare alla larga da cibi ricchi di amido e zuccheri, in quanto presentano un'alta quantità di carboidrati.

4. Leggere le etichette di qualsiasi prodotto. Bisogna stare attenti quando si acquistano alimenti. È importante leggere i

valori nutrizionali e fare attenzione agli zuccheri. Ciò non vale solo per cibi, condimenti o salse, ma anche quando per i farmaci o prodotti per l'igiene personale. Esistono in commercio alcuni prodotti di bellezza, come lozioni, sapone per il viso e scrubs, che contengono zucchero e miele, i quali potrebbero compromettere il dimagrimento.

5. Preparare cibi pronti da mettere in frigo. Bisogna mangiare qualcosa che rispetti la dieta ogni volta che si ha fame. In questa maniera si riescono a gestire le tentazioni. Un consiglio utile è quello diavere in frigo uova bollite, boccoli da scaldare facilmente al microonde con burro o formaggio, o preparare un'insalata veloce per colmare il senso di fame.

6. Non bisogna mai saltare i pasti. È consigliabile fare tre grandi pasti al giorno. Per chi di solito non fa colazione e preferisce allenarsi al mattino, allora è possibile compensare con un frullato proteico, bacche e semi di chia.

Quando si inciampa nel proprio cammino, è importante non fermarsi e non usare ciò come scusa per interrompere tutto. Bisogna farsi forza, ritornare più motivati di prima, e ricordarsi quali erano e sono i propri obiettivi.

Conclusione

Grazie di nuovo per aver scaricato il libro! Spero che questo libro sia stato d'aiuto per riuscire a capire i concetti essenziali riguardo la dieta a basso contenuto di carboidrati e i vari benefici. È ora di scegliere quale piano alimentare iniziare a seguire, comprare i giusti alimenti, e imparare a proporre piatti sani. Prima si inizia meglio è, in modo da riuscire a vedere i risultati e godere di un ottimo stato di salute.

Ciao!! Dai Una Occhiata!!

Parte 2

Non lasciare che i dolcificanti distruggano la tua dieta!

La maggiorparte delle diete low carb incoraggia l'uso di dolcificanti artificiali. Può sembrare logico, dal momento che gli zuccheri naturali sono ricchi di carboidrati e calorie.

Sfortunatamente, gli zuccheri artificiali hanno 3 problemi fondamentali.

1) Il corpo tende a immagazzinarli

Gli zuccheri artificiali non sono naturali, quindi il vostro corpo non sa come processarli. Invece di scomporli, li accumula facendovi prendere peso.

2) Danneggiano il meccanismo brucia grassi

Susan Switers, prof.ssa di scienze comportamentali alla PurdueUniversity, ha condotto numerosi studi sui dolcificanti.

Secondo la sua opinione, i dolci contengono molte più calorie rispetto alle altre categorie alimentari. Quando la lingua recepisce il dolce, il cervello manda un segnale allo stomaco per prepararlo alla digestione delle calorie extra.

I dolcificanti non hanno calorie, quindi il corpo non sa come gestirli. Si prepara a bruciare più calorie senza però ricevere il surplus. Con il tempo, il corpo smetterà di attivare questo "stato di preparazione", diminuendo quindi l'efficienza del meccanismo brucia grassi.

3) Spingono a mangiare di più

Bruciare calorie innesca un senso di soddisfazione che incoraggia a smettere di mangiare.

I dolcificanti aggirano questo processo rendendo difficile il raggiungimento del senso di sazietà.

Non siete ancora convinti? Date un'occhiata a questi studi!

Diverse ricerche hanno dimostrato l'effetto nocivo dei dolcificanti:

S. E. SwitherseT. L. Davidson in *The Journal of Behavioral Neuroscience* (2008):
Questo studio ha dimostrato che i dolcificanti artificiali scatenano nel nostro corpo risposte psicologiche e ormonali che fanno aumentare dipeso.

Appetite Journal (2013):
Questo studio ha dimostrato un maggiore aumento di peso derivante dall'uso di dolcificanti.

Nature Journal (2014):

In questo studio, i soggetti consumatori di dolcificanti presentavano un elevato livello di zuccheri nel sangue che, in alcuni casi, era a livello prediabetico.

Yale Journal of Biology and Medicine (2010):
Da questo studio è emerso un legame tra l'obesità e il consumo di dolcificanti.

Non rovinare la tua dieta!

Ogni ricettadi questo libro è SENZA DOLCIFICANTI, quindi non preoccupatevi, non rovinerete la vostra dieta. I nostri ingredienti contengono il giusto quantitativocalorico,per permettere al vostro corpo di elaborare il cibo in maniera sana senza un conseguente aumento di peso.

Chiaramente sarà necessario mangiare con moderazione. Per questo motivo, abbiamo elencato la quantità di carboidrati e i valori nutrizionali in ogni ricetta. Potrete godervi i vostri peccati di gola tutte le volte che vorrete, a patto che teniate sotto controllo i valori per potervi regolare.

Da momento che non verranno usati dolcificanti, sarò necessario conservare i dolci in frigorifero.

Trucchi e consigli

Vaniglia

In ogni ricetta di questo libro troverete i baccelli di vaniglia

Usate un coltello dalla punta acuminata per tagliare il baccello lungo la sua apertura e usate lo stesso coltello per raschiare via i semi. I semi possono essere spolveratisul vostro dolce per massimizzarne il gusto.

Un'altra opzione è quella di polverizzare finemente i semi estratti usando un mortaio e un pestello. Potete unirli a un ingrediente liquido (come latte o acqua) prima di amalgamarli nel dolce.

Se non avete i baccelli potete sostituirli con l'estratto di vaniglia: un baccello corrisponde a un cucchiaino di estratto di vaniglia (per sicurezza fate riferimento alla confezione in quanto l'intensità dell'estratto può variare).

Non buttate i baccelli vuoti: metteli nel vasetto dello zucchero per aggiungergli un delizioso aroma alla vaniglia!

Differenze territoriali

Nella stesura originale gli ingredienti di questo libro sono riportati con il loro nome americano.[1]

Ecco alcunetraduzioni per i lettori internazionali:

Banana bread = un plumcake alla banana.

Cookies = oltre ad indicare i semplici biscotti italiani, "cookies" viene spesso usato nella sua forma originale per indicare i cookies americani, più grandi e ricchi.

Fudge = una specie di caramella a base di latte, burro e zucchero.[2]

---

[1] Nella traduzione italiana alcuni termini perderebbero di significato, per questo alcuni ingredienti e strumenti manterranno il loro nome originale.

Lamingtontin = teglia rettangolare bassa e lunga.

Muffin = un soffice pasticcino a forma di "cilindro allargato".

Le unità di misura utilizzate sono metriche.[3] In assenza di un'indicazione diversa, le quantità corrispondono al totale (quindi all'indicazione *'2 tuorli grandi (30ml)'* si vuole indicare che il peso totale dei due tuorli corrisponde a 30ml). Potete sostituire le dimensioni di uova e

---

[2] Collins dictionary online;
https://www.collinsdictionary.com/it/dizionario/inglese-italiano/fudge.
[3] Nel testo originale sono presenti anche le misure imperiali. Ai fini della traduzione italiana sono state mantenute solo le misure metriche.

frutta (ad esempio più grandi) senza cambiare il gusto finale.

1) Fudge al cioccolato con latticello

Fudge al cioccolato dal gusto unico: burroso e cremoso.

Carboidrati: 2,5g per una porzione grande.

Ingredienti per 12 porzioni grandi.

Ingredienti

120ml di latticello

55g di olio di cocco

60ml di panna

230g di cioccolato organico in pezzi (70% di cacao) *

Potete usare del cioccolato diverso ma sceglietene uno con un'alta percentuale di cacao in quanto contiene meno zucchero, diminuendo così la quantità di carboidrati.

Procedimento

1. Versate il latticello, l'olio di cocco e la panna in una casseruola.
2. Cucinate a fuoco lento e mescolate di tanto in tanto. Cucinate fino ad amalgamare tutti gli ingredienti.
3. Aggiungete i pezzi di cioccolato e mescolate regolarmente per permettere il loro totale scioglimento.
4. Versate il composto in una teglia rivestita di carta da forno.
5. Quando si sarà raffreddato mettetelo in frigorifero per 1/2 ore.

Valori nutrizionali (a porzione)

Calorie 93   (76 derivanti da grassi)

Grassi totali: 8,4g (13% del fabbisogno giornaliero)

Grassi saturi: 6g   (30% FG[4])

Colesterolo: 3mg (1% FG)

Sodio: 2mg (0% FG)

Potassio: 1mg   (0% FG)

Carboidrati: 3,4g (1% FG)

Fibre: 0,9% (4% FG)

Zuccheri: 2,8g

Proteine: 1,2g

---

[4] Fabbisogno giornaliero

2) Crêpes

Una variante della ricetta classica. Semplice e deliziosa.

Carboidrati: 2,8g per crêpe

Ingredienti per 11 crêpes

Ingredienti

45g di ricotta

45g di yoghurt

5 uova grandi (285g)

30g di farina di cocco

15g di farina d'avena

mezzo baccello di vaniglia

Procedimento

1. Con un robot da cucina, mescolate la ricotta e lo yoghurt ammorbidendoli leggermente.

2. Aggiungete le uova al composto e mescolate nuovamente ma per poco.
3. Aggiungete la farina di cocco, la farina d'avena e la vaniglia.
4. Mescolate per circa un minuto fino ad ottenere un composto liscio.
5. Versate circa 3 cucchiai di composto in una padella antiaderente per formare un'unica crêpe. Potrebbe essere necessario aggiungere altro composto per raggiungere la dimensione desiderata.
6. Ruotate la padella per stendere il composto fino a ricoprirla completamente. Usate il dorso di una spatola per premere la crêpe sul fondo.
7. Cucinate a fuoco medio.

8. Capovolgete la crêpe (usando la spatola) e cucinatela sull'altro lato per non più di un paio di secondi.

Valori nutrizionali (a porzione)

Calorie 174 (127 derivanti da grassi)

Grassi totali 14,1g (22% FG)

Grassi saturi 2,7g (14% FG)

Colesterolo 152mg (51% FG)

Sodio 316mg (13% FG)

Potassio 98mg (3% FG)

Carboidrati 4,2g (1% FG)

Fibre 1,4g (6% FG)

Zuccheri 1,4g

Proteine 9,3g

3) Gelato alla mandorla

Un delizioso gelato con un intenso sapore di mandorle.

Carboidrati: 5,7g a pallina

Ingredienti per 30 palline

Ingredienti

5 uova grandi (285g)

175g di miele

un baccello di vaniglia

500ml di panna

170g di mandorle

Procedimento

1. Rompete le uova e separate i tuorli dagli albumi.

2. Usate una frusta per sbattere i tuorli ottenendo un composto cremoso.
3. Mentre sbattete le uova, aggiungete gradualmente metà del miele.
4. Aggiungete la vaniglia.
5. In un'altra ciotola sbattete la crema. Potete farlo a mano ma con la frusta elettrica impiegherete meno tempo. Quando la crema inizia ad addensarsi, aumentate la velocità.
6. Inizierà a diventare schiumosa e potranno formarsi dei picchi morbidi. Quando è pronta, i picchi dovrebbero curvarsi non appena smettere di sbattere. Controllate a intervalli regolari perché, se sbattete troppo a lungo, potreste trovarvi con una consistenza simile a quella del burro!

7. In una ciotola separata e asciutta, sbattere gli albumi fino al formarsi dei picchi morbidi.
8. Una volta che i picchi si sono formati, versate lentamente il miele rimanente nel composto, continuando a sbattere fino ad ottenere una consistenza densa.
9. Prendete 3 cucchiai di composto e aggiungetelo agli albumi, mescolando lentamente dall'alto verso il basso. Ripetete fino alla fine del composto.
10. Sbucciate e sminuzzate le mandorle.
11. Aggiungete le mandorle al composto e mescolate lentamente per amalgamare il tutto.
12. Con un cucchiaio, mettete il composto in un recipiente.

13. Riponetelo in freezer per tutta la notte. Per un miglior risultato si raccomanda di coprire il recipiente.

Variazioni

Potete sostituire le mandorle con qualsiasi tipo di frutta secca. L'apporto di carboidrati cambierà di poco.

Valori nutrizionali (a porzione)

Calorie 106 (77 derivati da grassi)

Grassi totali 8,6g (13% FG)

Grassi saturi 4,3g (21% FG)

Colesterolo 58mg (19% FG)

Sodio 14mg (1% FG)

Potassio 51mg (1% FG)

Carboidrati 6,1g (2% FG)

Fibre 0,4g (2% FG)

Zuccheri 5g

Proteine 2,1g

4) Waffle girasole

L'originale utilizzo dei semi di girasole rende deliziosa e unica questa ricetta molto amata.

Carboidrati: 3,7g perwaffle

Ingredienti per 5 waffle

Ingredienti

3 cucchiai (12g) di semi di girasole

50g di farina di mandorle

4 uova grandi (228g)

125g di ricotta magra

1 cucchiaino(6ml) di succo di limone

Una punta di cucchiaino di sale

mezzo cucchiaino di lievito in polvere

15ml di olio di oliva

Procedimento

1. Usando un robot da cucina frullate i semi di girasole fino ad ottenere una farina.
2. Aggiungete tutti gli ingredienti (tranne l'olio di oliva) e mescolate per circa un minuto. Devono formarsi delle bollicine.
3. Aggiungere l'olio di oliva e mescolate per altri 30 secondi.
4. Ora il composto è pronto per essere cucinato nella piastra per waffle. Ogni modello è diverso ma, generalmente, si procede versando il composto al suo interno e accendendolo.

Variazioni

Potete sostituire i semi di girasole con la farina di mandorle. Provate anche a sostituire l'olio di oliva con dell'olio di cocco per un sapore unico. Nessuno di questi cambiamenti inciderà significativamente sulla quantità di carboidrati.

Valori nutrizionali (a porzione)

Calorie 201 (135 derivanti da grassi)

Grassi totali 15,1g (23% FG)

Grassi saturi 3,9g (29% FG)

Colesterolo 156mg (52% FG)

Sodio 338mg (14% FG)

Potassio 86mg (2% FG)

Carboidrati 6,7g (2% FG)

Fibre 3g (12% FG)

Zuccheri 1,1g

Proteine 11,2g

5) Banana bread alle mandorle

Mmm...il profumo di questo dolce inebrierà la vostra casa. Ho già l'acquolina in bocca!

Carboidrati: 7,5g a fetta

Ingredienti per 16 fette

Ingredienti

70g di farina di mandorle

1 cucchiaino di lievito in polvere

70g di farina di cocco

Mezzo cucchiaino di sale

1 banana media (120g)

110g di olio di cocco

4 uova grandi (228g)

85g di miele

mezzo baccello di vaniglia

60g di mandorle

Procedimento

1. Preriscaldate il forno a 180°C.
2. Mescolate la farina di mandorle, il lievito in polvere, la farina di cocco e il sale.
3. Usando un robot da cucina riducete la banana in purea.
4. In una ciotola separata, mescolate la purea di banana, l'olio di cocco, le uova, il miele e la vaniglia fino a formare un composto liscio. Amalgamate con gli ingredienti secchi precedentemente mescolati.
5. Sbucciate le mandorle e sminuzzatele.
6. Aggiungete le mandorle sminuzzate al composto. Mixate tutti gli ingredienti fino ad amalgamarli completamente.

7. Ungete uno stampo per plum-cake con del burro e versatevi il composto.
8. Cucinate per circa 40 minuti. Fate la prova dello stecchino: se esce pulito, il dolce è pronto.

Valori nutrizionali (a porzione)

Calorie 148   (101 derivanti da grassi)

Grassi totali 11,2g (17% FG)

Grassi saturi 7,6g   (38% FG)

Colesterolo 41mg (14% FG)

Sodio 171mg   (7% FG)

Potassio 69mg   (2% FG)

Carboidrati 10g   (3% FG)

Fibre 2,5g   (10% FG)

Zuccheri 5,7g

Proteine 3,4g

6) Frullato di frutti rossi

Una cremosa, deliziosa esplosione di frutti rossi.

Carboidrati: 5,6g a porzione
Ingredienti per 5 porzioni

Ingredienti

230g di panna

375g di frutti rossi (fragole, lamponi, mirtilli)

1 cucchiaio(18ml) di acqua di rose

Procedimento

1. Mettete la panna in una ciotola grande.
2. Usando una frusta, montatela lentamente.Potete farlo a mano ma

con la frusta elettrica impiegherete meno tempo.

3. Quando la panna inizia a addensarsi, aumentate la velocità.

4. Inizierà a diventare schiumosa e si formeranno dei picchi. Quando è pronta, i picchi dovrebbero curvarsiappena smettete di montarla. Controllate a intervalli regolati perché se sbattete troppo a lungo potreste ritrovarvi con una consistenza simile a quella del burro!

5. Usando un robot da cucina, miscelate i frutti rossi con l'acqua di rose e continuate a mescolare fino a ottenere un composto liquido.

6. Riempite tre quarti di un bicchiere alto con il succo appena ottenuto.

7. Versate la panna per riempire il bicchiere

Valori nutrizionali (a porzione)

Calorie 110   (82 derivanti da grassi)

Grassi totali 9,1g   (14% FG)

Grassi saturi 5,5g   (28% FG)

Colesterolo 33mg   (FG 11%)

Sodio 10mg (0% FG)

Potassio 150mg   (4% FG)

Carboidrati 7,3g   (2% FG)

Fibre 1,7g   (7% FG)

Zuccheri 4,3g

Proteine 1,1g

7) Cookies croccanti giganti alla zucca

Crunch! Crunch! Questi cookies sono irresistibili, specialmente per il profumo "noccioloso" che emanano in cottura!

Carboidrati: 5,8g per cookie

Ingredienti per 5 cookies giganti

Ingredienti

¼ di una zucca di normali dimensioni (o 300g di purea di zucca, anche già pronta)

2 uova grandi (114g)

2 cucchiaini(9g) di olio di cocco

mezzo baccello di vaniglia

1 cucchiaio(6g) di farina di mandorle

1 cucchiaino di noce moscata

85g di noci brasiliane

Procedimento

1. Preriscaldate il forno a 180°C
2. Usando un robot da cucina, rendete la zucca in purea (potete usare anche 300g di purea già pronta ma potrebbe contenere zuccheri aggiunti)
3. In una terrina, sbattete le uova, l'olio di cocco, la purea di zucca e il la vaniglia fino ad amalgamarli completamente.
4. Aggiungete la farina di mandorle e la noce moscata.
5. Sbattete fino ad amalgamare il tutto.
6. Spezzettate le nocibrasiliane.
7. Foderate una teglia con della carta da forno e sparpagliate le noci formando un unico strato.
8. Mettete le noci in forno per tostarle. Abbiate cura di rimescolarle

regolarmente per evitare che si brucino.

9. Dopo circa 5 minuti, le noci saranno pronte. Dovrebbero emanare il classico profumo di noce tostata.
10. Aggiungete le noci tostate al resto del composto e sbattete per amalgamare.
11. Foderate un'altra teglia con della carta da forno.
12. Mettete un'abbondante cucchiaiata di composto sulla teglia per formare un cookie gigante (potreste dover aggiungere altre cucchiaiate per evitare che i cookies risultino troppo piatti.)
13. Cucinate per 15 minuti. I bordi dovrebbero imbrunirsi.

Valori nutrizionali (a porzione)

Calorie 212   (161 derivanti da grassi)

Grassi totali 17,9g (28% FG)

Grassi saturi 5g   (25% FG)

Colesterolo 66mg (22% FG)

Sodio 33mg (1% FG)

Potassio 137mg   (4% FG)

Carboidrati 9,3g   (3% FG)

Fibre 3,5g   (14% FG)

Zuccheri 2,9g

Proteine 6,9g

8) Cookies proteici al burro di arachidi

Degli irresistibili cookies con una carica di proteine.

Carboidrati: 2g per cookie

Ingredienti per 14 cookies

Ingredienti

1 cucchiaio (14g) di olio di cocco

2 uova grandi (114g)

195g di burro di arachidi

125g di proteine in polvere alla vaniglia

Procedimento

1. Preriscaldate il forno a 180°C

2. Mescolate l'olio di cocco, le uova, il burro di arachidi e le proteine in polvere, creando un impasto denso.
3. Formatedellepalline.
4. Appiattite leggermente le palline appena formate per dare loro la forma di un biscotto.
5. Ponete i cookies su una teglia lasciando tra di loro uno spazio di circa 5cm.
6. Cucinate il tutto per circa 5/10 minuti fino a doratura.

Valori nutrizionali (a porzione)

Calorie 99   (77 derivanti da grassi)

Grassi totali 8,6g   (13% FG)

Grassi saturi 2,5g   (13% FG)

Colesterolo 23mg (8% FG)

Sodio 72mg (3% FG)

Potassio 98mg   (3% FG)

Carboidrati 2,8g   (1% FG)

Fibre 0,8g   (3% FG)

Zuccheri 1,4g

Proteine4,2g

9) Cookies "del cioccodipendente"

Un must per gli amanti del cioccolato!

Carboidrati: 9,8g per cookie

Ingredienti per 30 cookies

Ingredienti

145g di semi di girasole

1 cucchiaino di lievito in polvere

45g di cacao amaro

1 cucchiaino di sale

250g di burro di mandorle

55g di olio di cocco

2 uova grandi (114g)

255g di miele

unbaccello di vaniglia

250g di cioccolato organico in pezzi (70% di cacao) *

Potete usare del cioccolato diverso ma scegletene uno con un'alta percentuale di cacao in quanto contiene meno zucchero, diminuendo così la quantità di carboidrati

Procedimento

1. Preriscaldate il forno a 180°C
2. Usando un robot da cucina, frullate i semi di girasole per ottenerne una farina.
3. In una ciotola separata, unite la "farina" di semi di girasole con il lievito in polvere, il cacao in polvere e il sale.
4. Scaldate a poco a poco l'olio di cocco così che possa sciogliersi lentamente. Cercate di non usare una fonte di calore troppo forte, potrebbe bruciarsi.

5. In un'altra ciotola separata unite il burro di mandorle, l'olio di cocco, le uova, il miele e la vaniglia.
6. Unite i due composti in un'unica ciotola e date un'ultima mescolata.
7. Foderate una teglia con della carta da forno.
8. Prendete 1 cucchiaio di composto e ponetelo sulla teglia per formare un biscotto. Potreste dover aggiungere altro composto per dare ai biscotti la forma giusta. Lasciate tra di loro circa 5cm perchécresceranno durante la cottura.
9. Cucinate per circa 5/10 minuti fino all'imbrunirsi dei bordi. Durante la cottura, i cookies dovrebbero crescere e poi appiattirsi.

10. Ponete i cookies in un supporto di raffreddamento finché non si saranno solidificati.
11. Sciogliete i pezzi di cioccolato.
12. Immergete i cookies nel cioccolato sciolto.
13. Fate raffreddare i cookies in modo che il cioccolato possa solidificarsi.

Valori nutrizionali (a porzione)

Calorie 143   (93 derivanti da grassi)

Grassi totali 10,3g (16% FG)

Grassi saturi 3,8g   (19% FG)

Colesterolo 12mg   (4% FG)

Sodio 110mg   (5% FG)

Potassio 104mg   (3% FG)

Carboidrati 11,3g (4% FG)

Fibre 1,5g   (6% FG)

Zuccheri 8,5g

Proteine 3,3g

10) Palline proteiche al cioccolato e burro di arachidi (senza cottura!)

Queste adorabili pallinenon sono solo deliziose... ma non richiedono nemmeno cottura!

Carboidrati: 1,5g a pallina
Ingredienti per 18 palline

Ingredienti

20g dicacao amaro in polvere

65g diburro di arachidi

65g di proteine in polvere alla vaniglia

1 cucchiaio (18ml) di acqua di rose

unbaccello di vaniglia

145g di noci brasiliane

Procedimento

1. Usando un robot da cucina, mixate il cacao in polvere, il burro di arachidi, le proteine in polvere, l'acqua di rose e la vaniglia formando un composto denso.
2. Mettete una cucchiaiata di composto su un piatto e formate una pallina di 5 cm. Potreste dover usare altro composto per dare la forma giusta.
3. Sminuzzate le noci brasiliane e distribuitele su un piatto.
4. Prendete le palline e passatele una ad una sulle noci.
5. Ponete il tutto su una teglia rivestita di carta da forno.
6. Ponete il composto in frigo per 1 ora.

Valori nutrizionali (a porzione)

Calorie 102 (77 derivanti da grassi)

Grassi totali 8,5g (13% FG)

Grassi saturi 2g (10% FG)

Colesterolo 7mg (2% FG)

Sodio 29mg (1% FG)

Potassio 128mg (4% FG)

Carboidrati 2,9g (1% FG)

Fibre 1,4g (6% FG)

Zuccheri 0,8g

Proteine 5,5g

11) Barrette al cacao (senza cottura!)

Queste deliziose barrette sono un dolcetto perfetto da portare con sé. Inoltre, non richiedono cottura.

Carboidrati: 2,2g a barretta

Ingredienti per 6 barrette

Ingredienti

55g di burro di cocco

116g di formaggio spalmabile

1 cucchiaio di cacao amaro in polvere

44g di proteine in polvere alla vaniglia

20g di cioccolato organico in pezzi (70% di cacao) *

*Potete usare del cioccolato diverso ma sceglietene uno con un'alta percentuale di *cacao in quanto contiene meno zucchero, diminuendo così la quantità di carboidrati.*

Procedimento

1. Mescolate il burro di cocco e il formaggio spalmabile.
2. Aggiungete il cacao e le proteine in polvere.
3. Mescolate per amalgamare il tutto. Potreste aver bisogno di usare le mani.
4. Grattugiate i pezzi di cioccolato sopra al composto.
5. Continuate a mescolare per amalgamare perfettamente tutti gli ingredienti.
6. Rivestite una teglia con della carta da forno.
7. Versate il compostosulla teglia.

8. Ponete la teglia in frigorifero per circa 15 minuti. Il composto non dovrebbe indurirsi, il processo serve solo a raffreddarlo.

Valori nutrizionali (a porzione)

Calorie 64 (50 derivanti da grassi)

Grassi totali 5,6g (9% FG)

Grassi saturi 3,6g (18% FG)

Colesterolo 15mg (5% FG)

Sodio 42mg (2% FG)

Potassio 31mg (1% FG)

Carboidrati 2,3g (1% FG)

Fibre 0,1g (0% FG)

Zuccheri 1,7g

Proteine 1,3g

12) Pasta frolla alle mandorle

Di per sé questa pasta frolla non è dolce ma è una base perfetta per diversi dolci. Nelle ricette di cheesecake, torta con frutti di bosco e cannella, torta cremosa al limone e torta di zucca potrete trovare ispirazione per il suo utilizzo.

Carboidrati: 0.5g a porzione
Ingredienti per 8 porzioni

Ingredienti

3 cucchiai di burro (43g)
145g di farina di mandorle

Procedimento

1. Preriscaldate il forno a 180°C.
2. Sciogliete il burro in una casseruola.

3. Aggiungete la farina di mandorle e mescolate brevemente.
4. Versate il composto in uno stampo per torte.
5. Usate il dorso di una spatola per omogeneizzarlo.
6. Cucinate per 10 minuti fino a quando non inizia ad abbrustolirsi. Dopo i primi 5 minuti controllate regolarmente la cottura perché tende a bruciarsi in fretta.

Valori nutrizionali (a porzione)

Calorie 68   (63 derivanti da grassi)

Grassi totali 7g   (11% FG)

Grassi saturi 2,9g   (15% FG)

Colesterolo 11mg (4% FG)

Sodio 33mg (1% FG)

Potassio 1mg   (0% FG)

Carboidrati 1,1g   (0% FG)

Fibre 0,6g   (2% FG)

Zuccheri 0,2g

Proteine 1,2g

13) Cheesecake

Un classico molto amato. In questa ricetta viene utilizzata la pasta frolla alle mandorle della ricetta precedente.

Carboidrati: 8,2g a porzione (pasta frolla inclusa)

Ingredienti per 8 porzioni

Ingredienti

60g di formaggio spalmabile magro

1 baccello di vaniglia

40g diuvetta

470g di panna

1 pasta frolla alle mandorle (vedi ricetta precedente)

Procedimento

1. In una ciotola, sbattete il formaggio spalmabile e la vaniglia per circa 2 minuti fino a consistenza liscia.
2. Con un robot da cucina, frullate l'uvetta.
3. In una ciotola separata aggiungete l'uvetta frullata e la panna. Sbattete tutto ad alta velocità per ottenere un composto sodo.
4. Delicatamente, mescolate a mano i due composti ottenuti.
5. Versate tutto sopra la pasta frolla.
6. Mettete la torta in frigorifero per farla compattare.

Valori nutrizionali (a porzione)

Calorie 489 (420 derivanti da grassi)

Grassi totali 46,7g (72%FG)

Grassi saturi 20,6g (>100% FG) [IN THE ORIGINAL DRAFT THE INDICATION WAS 3%]

Colesterolo 99mg (33% FG)

Sodio 209mg (9% FG)

Potassio 254mg (7% FG)

Carboidrati 11,6g (4% FG)

Fibre 3,4g (14% FG)

Zuccheri 4,7g

Proteine 9,4g

(Inclusi i valori della pasta frolla alle mandorle)

14) Torta con frutti di bosco e cannella

Una festa per il tuo palato! Anche qui sarà utilizzata la pasta frolla alle mandorle (vedi ricetta precedente).

Carboidrati: 6,3g a porzione (inclusa la pasta frolla)

Ingredienti per 8 porzioni

Ingredienti

400g di frutti rossi misti(fragole, lamponi, mirtilli)

1,5g di sale

175ml d'acqua

30g di amido di maranta (o amido di mais)

1 cucchiaio di olio di cocco (13g)

1 cucchiaio di cannella in polvere (7.8g)

1 pasta frolla alle mandorle (vedi ricetta precedente)

Procedimento

1. Su una casseruola di media grandezza, aggiungi un quarto dei frutti rossi, il sale e l'acqua.
2. Portate a bollore e mescolate durante la cottura.
3. Dopo 3 minuti, i frutti rossi dovrebbero essersi ammorbiditi, quindi aggiungete l'amido di maranta e mescolate fino al suo completo assorbimento.
4. Aggiungete l'olio di cocco e continuate a mescolare.
5. Quando l'olio di cocco si è sciolto completamente aggiungete i restanti frutti rossi.

6. Continuate a mescolare fino ad ammorbidirli.
7. Aggiungete la cannella in polvere.
8. Versate il composto sopra alla pasta frolla.
9. Mettete la torta in frigorifero per farla compattare.

Valori nutrizionali (a porzione)

Calorie 122 (85 derivanti da grassi)

Grassi totali 9,4g   (14% FG)

Grassi saturi 5,5g (28% FG)

Colesterolo 4mg   (1% FG)

Sodio 304mg   (13% FG)

Potassio 69mg   (2% FG)

Carboidrati 9,1g   (3% FG)

Fibre 2,8g   (11% FG)

Zuccheri 3,8g

Proteine 1,5g

(Inclusi i valori della pasta frolla alle mandorle)

15) Torta cremosa al limone

Yum! Questa torta al limone è irresistibile. Verrà utilizzata la pasta frolla alle mandorle (vedi ricetta precedente).

Carboidrati: 11,1g a porzione (inclusa la pasta frolla)

Ingredienti per 8 porzioni

Ingredienti

5 uova grandi (285g)

85g di miele

150ml di pannaper la farcitura

3 limoni medi (174g)

1 pasta frolla alle mandorle (vedi ricetta precedente)

50ml di panna per le decorazioni

Procedimento

1. Preriscaldate il forno a 160°C.
2. Sbattete delicatamente uova e miele.
3. Aggiungete la panna e sbattete, sempre delicatamente.
4. Grattugiate la scorza dei limoni e spremeteli.
5. Aggiungete il succo di limone e le scorze.
6. Mescolate per amalgamare il tutto.
7. Versate il composto sulla pasta frolla alle mandorle.
8. Cucinate per circa 40 minuti. A fine cottura, il composto non dovrebbe essere troppo liquido.
9. Lasciate raffreddare.
10. Montate il resto della panna e usatela per ricoprire la torta.

11.Mettete dei pezzi di limone sopra la torta per un gusto più aspro.

Valori nutrizionali (a porzione)

Calorie 231 (172 derivanti da grassi)

Grassi totali 19,1g (29% FG)

Grassi saturi 9,6g   (48% FG)

Colesterolo 148mg   (49% FG)

Sodio 81mg (3% FG)

Potassio 77mg   (2% FG)

Carboidrati 12g   (4% FG)

Fibre 0,9g   (4% FG)

Zuccheri 9,7g

Proteine 5.3g

(Inclusi i valori della pasta frolla alle mandorle)

16) Torta di zucca

Porta a casa l'intensità dell'autunno con questa deliziosa torta di zucca! In questa ricetta sarà utilizzata la pasta frolla alle mandorle (vedi ricetta precedente).

Carboidrati: 13,4g a porzione (inclusa la pasta frolla)

Ingredienti per 8 porzioni

Ingredienti

2 uova grandi (114g)

250g di zucca in pezzi

90g di panna

5 cucchiai di miele (106g)

1 baccello di vaniglia

3g di sale (mezzo cucchiaino)

1 cucchiaino di cannella (2.6g)

1,3g di noce moscata(mezzo cucchiaino)

1,3g di spezie miste (mezzo cucchiaino)

1 pasta frolla alle mandorle (vedi ricetta precedente)

Procedimento

1. Preriscaldate il forno a 180°C.
2. Sbattetelievemente le uova.
3. Con un robot da cucina, frullate la zucca.
4. Versate la zucca frullata in una ciotola.
5. Aggiungete la panna e le uova e mescolate.
6. Aggiungete il miele, la vaniglia, il sale, la cannella e il mix di spezie. Mescolate fino all'assorbimento di tutti gli ingredienti.

7. Versate il composto sopra la pasta frolla alle mandorle.
8. Mettete la torta in frigo per farla compattare.

Valori nutrizionali (a porzione)

Calorie 166 (104 derivanti da grassi)

Grassi totali 11,5g (18% FG)

Grassi saturi 5,9g (29% FG)

Colesterolo 68mg (23% FG)

Sodio 201mg (8% FG)

Potassio 98mg (3% FG)

Carboidrati 14,9g (5% FG)

Fibre 1,5g (6% FG)

Zuccheri 12,1g

Proteine 2,8g

(Inclusi i valori della pasta frolla alle mandorle)

17) Muffin "sbriciolosi" alla noce moscata.

Questi muffin hanno una consistenza favolosa. Giàtoccandoli, ne sarete subito appagati.

Carboidrati: 4,1g per muffin

Ingredienti per 8 muffin

Ingredienti

Muffin

6 uova grandi (342g)

225ml di latte di mandorla

2 cucchiai di succo di limone (36ml)

1 cucchiaio di scorze di limone (6g)

50g di olio di cocco

75g di farina di cocco

Topping

2 cucchiai di zucchero di cocco(25g)

2 cucchiai di farina di cocco (14g)

1 cucchiaino di noce moscata (2.6g)

Procedimento

1. Preriscaldate il forno a 180°C.
2. Ungete leggermente uno stampo per muffin.
3. Con un robot da cucina, mescolate le uova.
4. Aggiungete il latte di mandorla, il succo di limone e le scorze di limone, Mescolate per circa 1 minuto per amalgamare il tutto.
5. Scaldate a poco a poco l'olio di cocco così che possa sciogliersi lentamente. Cercate di non usare una fonte di calore troppo forte, potrebbe bruciarsi.

6. Aggiungete l'olio di cocco e mescolate nuovamente per un altro minuto.
7. Ripetete il procedimento dopo aver aggiunto anche la farina di cocco.
8. Versate il composto nello stampo per muffin.
9. Cucinate per circa 40 minuti.
10. Lasciate raffreddare.
11. Intanto, in una ciotola, preparate il topping: mescolate perfettamente lo zucchero di cocco, la farina di cocco e la noce moscata.
12. Versate il topping sui muffin e usate il dorso di una spatola per omogeneizzarlo.

Valori nutrizionali (a porzione)

Calorie 235 (183 derivanti da grassi)

Grassi totali 20,3g (31% FG)

Grassi saturi 15,1g (75% FG)

Colesterolo 130mg (43% FG)

Sodio 72mg (3% FG)

Potassio 128mg (4% FG)

Carboidrati 8,9g (3% FG)

Fibre 4,8g (19% FG)

Zuccheri 1,4g

Proteine 6,2g

18) Muffin alla cannella

Deliziosi muffin alla cannella, facilissimi da preparare.

Carboidrati: 1,2g per muffin

Ingredienti per 12 muffin

Ingredienti

2 cucchiaini (9,6g) di lievito in polvere

1 cucchiaio (7,8g) di cannella

240g di farina di cocco

¼ di cucchiaino (1,5g) di sale

2 cucchiai (14g) di olio di cocco

2 cucchiai (36ml) di latte di cocco

4 uova grandi (228g)

75ml di acqua

Procedimento

1. Preriscaldate il forno a 180°C.
2. Unite il lievito in polvere, la cannella, la farina di cocco e il sale.
3. Scaldate a poco a poco l'olio di cocco così che possa sciogliersi lentamente. Cercate di non usare una fonte di calore troppo forte, potrebbe bruciarsi.
4. In una ciotola separata, mescolate l'olio di cocco, il latte di cocco, le uova e l'acqua e amalgamate completamente.
5. Unite i due composti ottenuti.
7. Imburrate leggermente uno stampo per muffin.
8. Versate il composto all'interno dello stampo.
9. Cucinate per circa 15/20 minuti.

Valori nutrizionali (a porzione)

Calorie 81   (64 derivanti da grassi)

Grassi 7,1g   (11% FG)

Grassi saturi 3,1g   (16% FG)

Colesterolo 55mg (18% FG)

Sodio 218mg   (9% FG)

Potassio 113mg   (3% FG)

Carboidrati 2,3g   (1% FG)

Fibre 1g   (4% FG)

Zuccheri 0,4g

Proteine 3,1g

19) Torta a strati con frutti rossi

La combinazione unica di due ricette per una torta irresistibile.

Carboidrati: 4,8g a porzione (inclusi i valori dell'impasto per i muffin alla cannella e del frullato di frutti rossi)

Ingredienti per 8 porzioni

Ingredienti

Questa ricotta è la combinazione di due ricette: frullato di frutti rossi e muffin alla cannella. Ci sono un paio di cambiamenti che ho spiegato di seguito.

Procedimento

1. Seguite la ricetta per creare il frullato di frutti rossi ma lasciate il composto in una ciotola.
2. Seguite il procedimento dei muffin alla cannella ma omettete la cannella e cucinate il composto in una tortiera grande (non nello stampo per muffin).
3. Quando la torta è pronta lasciatela raffreddare.
4. Tagliate la torta in due dischi.
5. Versate ¾ del frullato di frutti rossi per formare il primo strato.
6. Ponete il secondo disco precedentemente tagliato.
7. Versate e uniformate il restante frullato per completare la torta.

Valori nutrizionali (a porzione)

Calorie 185   (148 derivanti da grassi)

Grassi totali 16,4g (25% FG)

Grassi saturi 8,2g   (41% FG)

Colesterolo 102mg   (34% FG)

Sodio 333mg   (14% FG)

Potassio 249mg   (7% FG)

Carboidrati 6,8g   (2% FG)

Fibre 2g   (8% FG)

Zuccheri 2,9g

Proteine 5,3g

(inclusi i valori dell'impasto per i muffin alla cannella e del frullato di frutti rossi)

20) Torta al cioccolato e frutti rossi

La ricetta di questa torta ha 3 parti. Ne vale la pena: il risultato sarà davvero delizioso!

Carboidrati: 12g a porzione
Ingredienti per 12 porzioni

Ingredienti

Per la base:

120g di farina di mandorle

2 cucchiaini (9,6g) di lievito in polvere

2 cucchiai (15g) di cacao amaro in polvere

100g di noccioline sminuzzate

2 cucchiai (30ml) di miele

¼ di cucchiaino (1,5g) di sale

1 baccello di vaniglia

6 uova medie (318g)

Per la glassa:

80g di burro non salato

200g di formaggio spalmabile

40ml di panna

1 baccello di vaniglia

2 cucchiai (30g) di cacao amaro in polvere

3 cucchiai (44ml) di miele

1 cucchiaino (2,6g) di cannella

Per il topping di frutti rossi:

375g di frutti rossi misti (fragole, lamponi, mirtilli)

Procedimento

Per la torta:

1. Preriscaldate il forno a 190°C.
2. Unite la farina di mandorle, il lievito in polvere, il cacao amaro in polvere, le

noccioline sminuzzate, il miele, il sale e la vaniglia.
3. In una ciotola separate, sbattete delicatamente le uova e unitele al composto formato in precedenza.
4. Ungete uno stampo per torte.
5. Versate il composto nello stampo.
6. Cucinate per circa 20 minuti. La torta dovrebbe risultare molle ma compatta.

Per la glassa:
1. Unite il burro, il formaggio spalmabile, la panna e la vaniglia. Per un risultato migliore, lasciate il burro fuori dal frigo per un aio d'ore, così risulterà più morbido.
2. Una volta amalgamato, aggiungete il cacao in polvere, il miele e la cannella.

3. Mescolate tutti gli ingredienti fino ad amalgamarli completamente. Fate attenzione a non rendere il composto troppo liquido.

Per il topping di frutti rossi:

1. Prendete metà dei frutti rossi e, con un robot da cucina, frullateli.
2. Solo metà dei frutti rossi dovrà essere frullato, i restanti saranno utilizzati come decorazione.

Per l'assemblaggio finale:

1. Lasciate che la torta di raffreddi completamente.
2. Versate la glassa sopra la torta e copritela completamente.
3. Usate il dorso di una spatola per uniformare la glassa.
4. Prendere un cucchiaio di frutti rossi frullati e versatelo sulla torta. Usate il dorso di una spatola per uniformarli. Aggiungere gradualmente tutto il composto e fate attenzione a non metterne troppo in una volta per evitare di bagnare troppo la torta.
5. Prendete i frutti rossi rimanenti e metteteli sopra la torta come decorazione.

Valori nutrizionali (a porzione)

Calorie 267 (193 derivanti da grassi)

Grassi 21,4g   (33% FG)

Grassi saturi 9,1g   (46% FG)

Colesterolo 119mg   (40% FG)

Sodio 173mg   (7% FG)

Potassio 253mg   (7% FG)

Carboidrati 14,6g   (5% FG)

Fibre 2,6g   (10% FG)

Zuccheri 9,9g

Proteine 7,4g

21) Torta cacao e albicocche

Deliziosa torta al cioccolato con un sentore di albicocca.

Carboidrati: 9,3g a porzione

Ingredienti per 12 porzioni

Ingredienti

10 albicocche

1 banana media (120g)

110ml di olio di cocco

250g di cacao amaro in polvere

2 uova grandi (114g)

1 baccello di vaniglia

55g di farina di mandorle

1 cucchiaino (4.8g) dilievito in polvere

½ cucchiaino (3g) di sale

Procedimento

1. Preriscaldate il forno a 180°C.
2. Con un robot da cucina, frullate le albicocche in purea.
3. Aggiungete la banana e continuate a frullare.
4. Versate la purea ottenuta in una ciotola.
5. Scaldate a poco a poco l'olio di cocco così che possa sciogliersi lentamente. Cercate di non usare una fonte di calore troppo forte, potrebbe bruciarsi. Aggiungete l'olio di cocco sciolto, il cacao in polvere, le uova e la vaniglia. Amalgamate completamente.
7. In una ciotola separata, aggiungete la farina di mandorle, il lievito in polvere, il sale e il cacao rimanente. Mescolate ancora.

8. Unite i due composti ottenuti e mescolate delicatamente fino ad ottenere un composto liscio.
9. Ungete una teglia e versatevi sopra il composto. Usate il dorso di una spatola per uniformarlo.
10. Cucinate per circa 30 minuti. Fate la prova dello stecchino: se esce pulito, il dolce è pronto.

Valori nutrizionali (a porzione)

Calorie 161   (116 derivanti da grassi)

Grassi 12,9g   (20% FG)

Grassi saturi 9,3g   (46% FG)

Colesterolo 27mg   (9% FG)

Sodio 120mg   (5% FG)

Potassio 438mg   (13% FG)

Carboidrati 17,2g   (6% FG)

Fibre 7,9g   (32% FG)

Zuccheri 4,3g

Proteine 5,8g

22) Torta di carote

Un classico molto amato.

Carboidrati: 5g a porzione

Ingredienti per 16 porzioni

Ingredienti

209g di olio di cocco

5 uova grandi (285g)

3 cucchiai (44ml) di miele

1 baccello di vaniglia

45g di noci brasiliane

150g di carote grattugiate

65g di noci

145g di farina di mandorle

2 cucchiaini (9,6g) di lievito in polvere

2 cucchiaini (5,2g) di cannella

Procedimento

1. Preriscaldate il forno a 170°C.
2. Scaldate a poco a poco l'olio di cocco così che possa sciogliersi lentamente. Cercate di non usare una fonte di calore troppo forte, potrebbe bruciarsi.
3. Sbattete le uova, il miele e la vaniglia.
4. Aggiungete le noci brasiliane, le carote e le noci e mescolate bene.
5. Aggiungete la farina di mandorle, il lievito in polvere e la cannella e amalgamate completamente.
6. Versate il composto in uno stampo.
7. Cucinate per circa 40 minuti. Fate la prova dello stecchino; se esce pulito, il dolce è pronto.

Valori nutrizionali (a porzione)

Calorie 213   (185 derivanti da grassi)

Grassi 20,6g   (32% FG)

Grassi saturi 12,9g (64% FG)

Colesterolo 51mg   (17% FG)

Sodio 31mg (1% FG)

Potassio 136mg   (4% FG)

Carboidrati 6,1g   (2% FG)

Fibre 1,1g   (4% FG)

Zuccheri 4g

Proteine 3,8g

Cambiate la vostra mentalità senza problemi:
Usate i dolci come strumento per una dieta di successo e per cambiare radicalmente la vostra vita.

- Avete abitudini alimentari poco sane?
- Vi abbuffate di cibo spazzatura?
- Tendete a mangiare troppo e a concedervi troppo?
- Avete provato con tutte le vostre forze a mangiare più sano ma trovate difficile controllarvi?

Nonostante i dolci di questo libro siano sia deliziosi che a basso contenuto di carboidrati, c'è comunque la possibilità che acquistiate peso se non li mangiate nelle giuste quantità.

Delle abitudini alimentari scorrete sono spesso causate da una vita poco soddisfacente. La vostra mente e il vostro corpo chiedono cibo poco sano per soddisfare una voglia temporanea. Sfortunatamente, questo crea un circolo vizioso. Il cibo poco sano vi fa ingrassare e, a sua volta, diminuisce il vostro appagamento aumentando invece il rischio mangiare troppo.

Fortunatamente, a piccoli passi, potete cambiare mentalità e fare dei dolci uno strumento che vi aiuti non solo a perdere peso ma anche a creare delle buone abitudini per un corretto stile di vita.

Nelle prossime pagine esamineremo 5 modi per cambiare mentalità

- Fate dei dolci una ricompensa per le buone abitudini acquisite
- Programmate il vostro consumo di dolci
- Preparatevi ad assaporare
- Fate del consumo di dolci un rituale
- Abituateviallagratitudine

Consiglio n° 1:
Fate dei dolci una ricompensa per nuove abitudini acquisite

L'atto di acquisire una nuova abitudine, anche se non connessa alla perdita di peso, rende più semplice stare a dieta.

I dolci possono essere delle ricompense motivazionali molto efficaci. Ecco 6 step per usare i dolci come mezzo per acquisire nuove abitudini.

1. Scegliete un'abitudine

Scegliete un'abitudine che volete acquisite e assicuratevi che sia misurabile.

Ad esempio:
- Fare 10 minuti di esercizio al giorno
- Bere 8 bicchieri d'acqua al giorno
- Leggere 20 minuti al giorno un libro di autosostegno

Per rendere il compito più semplice, scegliete un'abitudine alla volta.

2. Visualizzate (letteralmente!) il vostro obiettivo

Prendete un calendario e sistematelo dove potete vederlo ogni giorno. Che sia cartaceo o digitale (ad esempio quello dello smartphone), dovete poterlo vedere ogni giorno senza aprirlo.

3. Datevi una scadenza

Date una scadenza alla formazione di un'abitudine. Scegliete un dolce di questo libro come ricompensa e scrivete il suo nome sulla data di scadenza.

Generalmente ci voglio 21 giorni per acquisire una nuova abitudine. Ad ogni modo, per il vostro primo tentativo sarebbe meglio darvi una scadenza più breve come 7 o anche 3 giorni.

Assicuratevi di scrivere tutto sul calendario, perché se lo tenete semplicemente a mente sarà un peso non indifferente e renderà il risultato più difficile da raggiungere.

4. Segnate i progressi

Segnate ogni giorno che vi avvicina al vostro obiettivo.

Se saltate un giorno, tenete duro! Un'abitudine si perde solo se la dimenticate due giorni di fila. Quindi, invece di auto colpevolizzarvi per il giorno mancante, usate la vostre emozioni per alimentare la determinazione e non fare lo stesso errore il giorno successivo!

5. Vinci!

Quando raggiungi un obiettivo, goditi il premio!

Se fallisci, metti per iscritto quello che ti ha impedito di farcela. Scrivere e pensarci su vi farà arrivare a delle soluzioni. Fate quindi delle vostre idee un piano d'azione per il vostro secondo tentativo.

Se fallite non potrete mangiare il vostro dolce. Però, potrete concedervi un piccolo dolcetto a patto che abbiate messo per iscritto il vostro "piano B". Ci tengo a sottolineare che scrivere i passi (su carta o al computer) è importante perché tenerli semplicemente a mente non vi garantirà il successo.

6. Estendi il processo

Una volta formate nuove abitudini, usate la stessa modalità per realizzare i vostri sogni, scomponendoli in piccole abitudini.

Ad esempio, se sognate di creare la vostra agenzia di moda potreste scomporre l'obiettivo in piccole abitudini come:

- "Passare 10 minuti al giorno a scrivere post in un gruppo Facebook dedicato al lavoro". Questo potrebbe aiutarvi a raccogliere idee e consigli per iniziare la vostra attività.
- "Passare 10 minuti al giorno condividendo consigli di moda in un gruppo Facebook dedicato". Questo potrebbe aiutarvi a comprendere i

desideri del cliente e guadagnare "followers".

Potrete realizzare tutti i vostri sogni scomponendoli in piccole abitudini. Non preoccupatevi se non le conoscete tutte: iniziate, e le risposte arriveranno.

Consiglio n° 2:
Programmate il vostro consumo di dolci

È molto più facile evitare abbuffate di cibo spazzatura se avete pianificato di mangiare dolci solo pochi giorni più avanti. Quindi, oltre a usare i dolci come ricompensa per l'acquisizione di nuove abitudini, dovreste pianificarne il consumo durante la settimana.

In questo libro ci sono 20 ricette. Un consiglio è quello di fare una lista delle 10 irrinunciabili e usarle come ricompensa. Usate quindi gli altri 10 dessert come concessioni regolari. In questo modo, sarete incentivati a lavorare per le vostre

"10 irrinunciabili" ma potrete comunque godervi altri dolci regolarmente.

Consiglio n° 3:
Preparatevi ad assaporare

Assaporate il momento della preparazione di un dolce. Iniziate dallo spacchettamento degli ingredienti crudi, continuate cucinando i vostri piatti e lasciandoli raffreddare.

- Come senti gli ingredienti tra le mani?
- Che trama puoi intravedere nella texture degli ingredienti?
- Ciò che intravedi ti ricorda qualcosa di interessante?
- Come si diversificano i colori di ogni ingrediente?
- Come cambiano il colore e la trama degli ingredienti mentre cuociono?
- Che aromi sprigionano in cottura?

- Come ti fanno sentire questi aromi quando entrano nei tuoi polmoni?
- Che emozioni creano?
- Che ricordi evocano?

Questa forma di riflessione può sembrare un po' "hippy" e senza senso ma assaporare la preparazione di un dolce crea una forma di felicità unica: dà soddisfazione e diminuisce l'impulso ad abbuffarsi e a mangiare in modo poco sano.

Consiglio n° 4:
Fai del consumo di dolci un rituale

La nostra società ha poco rispetto per il cibo. Spesso mentre mangiamo facciamo dell'altro come guidare, guardare la TV, navigare in Internet o lavorare.

É importante che il momento del pasto diventi un rituale, sia esso vissuto da soli o con amici.

Le abbuffate si verificano perché provocano una soddisfazione istantanea. Se fate del consumo di dolci un rituale, le scorpacciate saranno meno appetibili perché manca l'esperienza emozionale creata dal rituale.

Rituali privati

Gli stili di vita frenetici e moderni rendono indispensabile il tempo da dedicare a se stessi. Consumare un dolce può essere considerato come un rituale privato.

Prima di mangiare, rilassatevi. Ad esempio:
- Fate respire profondi
- Fate un bagnocaldo
- Leggete il vostro libro preferito
- Ascoltate la vostra canzone preferita

Assicuratevi che l'ambiente vi permetta di assaporare il vostro dolce. Ad esempio:
- Scegliete una sedia comoda
- Guardate fuori dalla finestra (se c'è qualcosa di interessante da guardare)
- Scegliete una stanza silenziosa

Mentre mangiate, assaporate il dolce lentamente. Prestate attenzione al gusto di ogni morso. Fare questo vi riempirà di soddisfazione, indebolendo la motivazione a mangiare in modo poco sano.

Rituali sociali

Anche condividere i dolci con gli amici è importante. Una ricerca della Dott.ssa Barbara Fredrickson, dalla University of North Carolina, mostra che stare con gli amici attiva il sistema immunitario e incoraggia la buona salute. I dolci sono un potente mezzo per migliorare l'esperienza sociale.

Inoltre, se avrai cura di preparare un solo dolce, non ci saranno avanzi e non dovrai preoccuparti delle abbuffate!

Puoi coinvolgere gli amici e la famiglia nella preparazione per goderti ancora di più l'esperienza.

Ciononostante, uno studio di N.A. Christakis e J.H. Fowler pubblicato nel New England Journal of Medicine (2007) mostra che le persone sovrappeso tendono a creare legami sociali tra di loro. Come dichiara il famoso imprenditore JimRohn, noi rappresentiamo la media delle 5 persone con cui passiamo più tempo, quindi se abbiamo molti amici obesi, mangiare con loro potrebbe incoraggiarci ad esagerare.

Consiglio n° 5:
Abituatevi alla gratitudine

"Sarò grato quando sarò felice". Questo è un pensiero comune.

In realtà, è la gratitudine a creare felicità. Il neuropsicologo Donald Hebb dichiara: "I neuroni si connettono scaricando tra loro". Può sembrare senza senso ma c'è una spiegazione razionale a questo:

Come lavora il tuo cervello

Il tuo cervello affronta due sfide.

Primo, può prestare attenzione solo a pochi pensieri alla volta.

Secondo, il mondo è pieno di dettagli e ce ne sono troppi per permettere al tuo cervello di prestare attenzione a tutti.

Prendete una cosa semplice come una camicia. Ha molti dettagli: la cucitura, i bottoni, le etichette, i polsini, i buchi per i bottoni, un colletto, pieghe e motivi. Ognuno di questi elementi ha anch'esso i suoi dettagli. Un singolo bottone, per esempio, ha dei piccoli graffi, dei fili che lo attaccano al tessuto e delle trame diverse.

Il vostro cervello non può prestare attenzione a tutti questi dettagli.

Il vostro risponde in due modi. Prima di tutto da la priorità ai pensieri nella vostra testa. Una volta analizzati quelli, filtra la maggiorparte dei dettagli del mondo esterno per prestare attenzione solo a quelli che rispecchiano i vostri pensieri.

Avete mai dimenticato qualcosa che era esattamente davanti a voi?Spesso succede perché vi siete preoccupati a lungo di altri pensieri, quindi il vostro cervello ha estraniato l'oggetto in questione.

Il potere della gratitudine

<u>Praticando la gratitudine, potrete fare di essa una vostra priorità.</u>

Nel vostro ambiente quindi, il vostro cervello presterà attenzione alle opportunità di essere felici.

Se la vostra mente è occupata da preoccupazioni, stress, scadenze e pensieri negativi, estranierà le opportunità di felicità.

Un buon modo per praticare la gratitudine è attraverso un diario quotidiano. Alla fine di ogni giornata, riportate alla mente 5 momenti in cui siete stati grati per qualcosa e scriveteli. Devono essere scritti perché se li tenete semplicemente a mente si perderanno tra gli altri vostri pensieri. Tuttavia, scriverli al computer, sul tablet o su un cellulare funziona allo stesso modo.

Con questa abitudine, la felicità e la soddisfazione nella vostra vita aumenteranno e il vostro impulso di mangiare in maniera poco sana diminuirà.

www.ingramcontent.com/pod-product-compliance
Lightning Source LLC
Chambersburg PA
CBHW072015070526
44583CB00015B/1494